Rina Das
Dinesh Kumar Mehta

GQ e BPF - conhecimento e prática: Preponderância nas indústrias farmacêuticas

Rina Das
Dinesh Kumar Mehta

GQ e BPF - conhecimento e prática: Preponderância nas indústrias farmacêuticas

ScienciaScripts

Imprint

Any brand names and product names mentioned in this book are subject to trademark, brand or patent protection and are trademarks or registered trademarks of their respective holders. The use of brand names, product names, common names, trade names, product descriptions etc. even without a particular marking in this work is in no way to be construed to mean that such names may be regarded as unrestricted in respect of trademark and brand protection legislation and could thus be used by anyone.

Cover image: www.ingimage.com

This book is a translation from the original published under ISBN 978-620-2-31799-3.

Publisher:
Sciencia Scripts
is a trademark of
Dodo Books Indian Ocean Ltd. and OmniScriptum S.R.L publishing group

120 High Road, East Finchley, London, N2 9ED, United Kingdom
Str. Armeneasca 28/1, office 1, Chisinau MD-2012, Republic of Moldova, Europe
Printed at: see last page
ISBN: 978-620-7-89295-2

ÍNDICE

1 INTRODUÇÃO

A qualidade dos produtos farmacêuticos tem sido uma preocupação da Organização Mundial de Saúde (OMS) desde a sua criação. O estabelecimento de normas globais é uma das funções da Organização, que deve "desenvolver, estabelecer e promover normas internacionais para produtos alimentares, biológicos, farmacêuticos e similares".

Sem a garantia de que estes medicamentos satisfazem as necessidades de saúde prioritárias e cumprem normas aceitáveis de qualidade, segurança e eficácia, qualquer serviço de saúde fica obviamente comprometido. Nos países em desenvolvimento, são envidados esforços administrativos e técnicos consideráveis para garantir que os doentes recebam medicamentos eficazes e de boa qualidade. Para atingir o objetivo da saúde para todos, é essencial que todos os países disponham de um sistema fiável de controlo dos medicamentos. [1]

2 GARANTIA DE QUALIDADE

"A garantia de qualidade é um conceito muito amplo que abrange todas as questões que, individual ou coletivamente, influenciam a qualidade de um produto. É o conjunto de medidas adoptadas para assegurar que os produtos farmacêuticos têm a qualidade exigida para o uso a que se destinam. A garantia de qualidade incorpora, portanto, as BPF e outros factores, incluindo os que estão fora do âmbito deste guia, como a conceção e o desenvolvimento do produto.

O sistema de garantia de qualidade adequado ao fabrico de produtos farmacêuticos deve assegurar que :

(a)   Os produtos farmacêuticos são concebidos e desenvolvidos tendo em conta os requisitos das BPF e de outros códigos associados, como as Boas Práticas de Laboratório (BPL) e as Boas Práticas Clínicas (BPC);

(b)   As operações de produção e controlo são claramente especificadas por escrito e os requisitos das BPF são adoptados;

(c)   as responsabilidades de gestão estão claramente especificadas nas descrições de funções;

(d)   são tomadas medidas para o fabrico, fornecimento e utilização de materiais de arranque e de embalagem adequados;

(e)   são efectuados todos os controlos necessários das matérias-primas, dos produtos intermédios e dos produtos a granel, bem como outros controlos, calibrações e validações durante o processo;

(f) O produto acabado é corretamente transformado e controlado de acordo com os procedimentos definidos;

(g) os produtos farmacêuticos só são vendidos ou fornecidos depois de as pessoas autorizadas terem certificado que cada lote de produção foi produzido e controlado em conformidade com os requisitos da autorização de introdução no mercado e de qualquer outra regulamentação relativa à produção, ao controlo e à libertação de produtos farmacêuticos;

(h) existem disposições satisfatórias para garantir, na medida do possível, que os produtos farmacêuticos sejam armazenados pelo fabricante, distribuídos e depois manuseados de forma a manter a qualidade durante todo o seu prazo de validade;

(i) existe um procedimento de auto-inspeção e/ou de auditoria da qualidade para avaliar regularmente a eficácia e a aplicabilidade do sistema de garantia de qualidade;

(j) os desvios são comunicados, examinados e registados ;

(k) existe um sistema de aprovação de alterações susceptíveis de ter impacto na qualidade do produto;

(l) devem ser efectuadas avaliações regulares da qualidade dos produtos farmacêuticos para verificar a consistência do processo e assegurar uma melhoria contínua [5].

O papel da garantia de qualidade na indústria farmacêutica

O sector farmacêutico é uma das indústrias mais regulamentadas, com regulamentos que contêm sistemas específicos de alta qualidade, como as Boas Práticas de Laboratório (BPL), as Boas Práticas Clínicas (BPC) e as Boas Práticas de Fabrico (BPF). Os conceitos de muitos destes procedimentos tratam geralmente de aspectos qualitativos específicos de um procedimento e não avaliam factores técnicos em pormenor. Além disso, a acreditação destas técnicas centra-se na eficiência técnica e não é adequada para a I&D farmacêutica, uma vez que é quase difícil cumprir as especificações das normas europeias na indústria farmacêutica. O objetivo é, portanto, criar sistemas de alta qualidade, compatíveis com diferentes orientações, que não só tratem os elementos de qualidade adequados, mas também garantam um bom desempenho científico e técnico. A garantia da qualidade é a ação que consiste em fornecer as provas necessárias para estabelecer a qualidade do trabalho e para que as acções que requerem a máxima qualidade sejam realizadas de forma eficaz. Todas as acções planeadas ou sistemáticas essenciais para dar garantias suficientes de que um produto ou serviço satisfará os requisitos de qualidade propostos. A garantia de qualidade tem as seguintes directrizes: "Adequado ao fim a que se destina" e "Correto à primeira vez".

PONs

Um SOP é um conjunto de orientações com poder de diretiva, dirigido às funções dos procedimentos que se dão a um determinado procedimento ou a um procedimento padrão sem perder a sua eficácia. Qualquer bom sistema de qualidade depende dos seus procedimentos operativos normalizados. No contexto do desenvolvimento de medicamentos, a ICH define os PON como "directrizes escritas e abrangentes destinadas a normalizar a eficácia de uma determinada função". Os PON são obrigatórios para o desenvolvimento de medicamentos, quer se trate de uma empresa farmacêutica, de uma CRO, de um centro de investigação ou de qualquer outra parte interessada na máxima segurança e eficácia das operações de investigação clínica efectuadas.

Inspecções e auditorias

Antes de iniciar uma inspeção ou auditoria, o inspetor ou auditor estuda normalmente os procedimentos operacionais normalizados em vigor no domínio em causa. O objetivo é determinar a conformidade dos procedimentos operacionais normalizados e a medida em que são utilizados pelos funcionários em causa, de acordo com a CIH e outras directivas regulamentares aplicáveis. Durante a inspeção, os inspectores determinam geralmente que os procedimentos operacionais normalizados estão acessíveis, que os números das edições estão correctos e que todas as edições obsoletas foram retiradas de circulação, que as listas de distribuição ainda estão correctas, que os procedimentos operacionais normalizados são eficazes e que certas partes dos procedimentos operacionais não estão fora de controlo[3].

3 BOAS PRÁTICAS DE LABORATÓRIO

As Boas Práticas de Laboratório são definidas nos Princípios da OCDE como: "... um sistema de qualidade que aborda o processo organizacional e as condições em que os estudos não clínicos de segurança para a saúde e o ambiente são planeados, realizados, monitorizados, registados, arquivados e comunicados". O objetivo destes Princípios de Boas Práticas de Laboratório é, por conseguinte, promover o desenvolvimento de dados de ensaio de qualidade e fornecer uma ferramenta de gestão para assegurar uma abordagem sólida da gestão, incluindo a realização, comunicação e arquivo de estudos laboratoriais. Os princípios podem ser vistos como um conjunto de critérios a cumprir para garantir a qualidade, fiabilidade e integridade dos estudos, a apresentação de conclusões verificáveis e a rastreabilidade dos dados. Assim, os princípios exigem que as instituições atribuam funções e responsabilidades de modo a melhorar a gestão operacional de cada estudo e que se concentrem nos aspectos da execução do estudo (planeamento, monitorização, registo, comunicação, arquivo) que são de particular importância para a reconstituibilidade do estudo como um todo. Uma vez que todos estes aspectos são igualmente importantes para a conformidade com os princípios BPL, não se pode utilizar apenas uma seleção de requisitos e reivindicar a conformidade com as BPL. Por conseguinte, nenhuma instalação de ensaio pode, justificadamente, afirmar que está em conformidade com as BPL, a menos que tenha implementado o conjunto completo de regras BPL e as cumpra.

Os princípios das BPL, no seu sentido regulamentar estrito, só se aplicam a estudos sobre produtos farmacêuticos que :

• são não clínicos, ou seja, são efectuados principalmente em animais ou in vitro, e incluem aspectos analíticos.

• são concebidos para obter dados sobre as propriedades e/ou a segurança para a saúde humana e/ou para o ambiente das substâncias testadas.

• se destinam a ser apresentados a uma autoridade nacional de registo para registo ou licenciamento da substância em estudo ou de qualquer produto dela derivado.

Em geral, e dependendo dos requisitos legais nacionais, os requisitos de BPL para estudos laboratoriais não clínicos realizados para efeitos de avaliação da segurança no domínio dos ensaios de segurança dos medicamentos abrangem as seguintes classes de estudos:

• Toxicidade de dose única.

• Toxicidade por dose repetida (subaguda e crónica).

• Toxicidade reprodutiva (fertilidade, toxicidade embrionária-fetal e teratogenicidade, toxicidade peri/pós-natal).

• Potencial mutagénico.

• Potencialmente cancerígeno.

• Toxicocinética

• Estudos farmacodinâmicos para testar o potencial de reacções adversas .

• Estudos de tolerância local, incluindo estudos de fototoxicidade, irritação e sensibilização, e testes de toxicodependência e/ou suspeita de efeitos de abstinência.

Independentemente do local onde o estudo é realizado, os princípios BPL aplicam-se geralmente a estudos relevantes planeados e realizados nos laboratórios de um fabricante, numa instalação contratada ou subcontratada, ou num laboratório académico ou governamental. [4]

4 BOAS PRÁTICAS CLÍNICAS

O objetivo destas directrizes da OMS sobre Boas Práticas Clínicas (BPC) para ensaios de produtos farmacêuticos é estabelecer normas aplicáveis a nível mundial para a realização deste tipo de investigação biomédica envolvendo seres humanos. Baseiam-se em disposições já promulgadas em vários países altamente desenvolvidos, incluindo a Austrália, o Canadá, os países da Comunidade Europeia, o Japão, os países nórdicos (Dinamarca, Finlândia, Islândia, Noruega e Suécia) e os Estados Unidos. Inevitavelmente, estas directrizes variam um pouco em termos de conteúdo e ênfase, mas são todas consistentes em termos dos pré-requisitos a cumprir e dos princípios a aplicar para garantir a integridade ética e científica dos ensaios clínicos. De facto, forneceram uma base formal para o reconhecimento mútuo dos dados clínicos gerados nos países interessados.

Ao elaborar as directrizes da OMS como um instrumento administrativo prático para utilização pelos Estados-Membros da OMS, procurou-se assegurar a sua compatibilidade com as disposições nacionais e outras existentes. Espera-se, com base em novas consultas, obter a aceitação formal das directrizes pelos Estados-Membros como contributo para a harmonização das normas nacionais e a facilitação da circulação internacional de produtos farmacêuticos. No entanto, não se trata de pôr em causa ou de substituir as regulamentações ou exigências nacionais existentes. O objetivo é fornecer uma norma complementar que possa ser aplicada em todo o mundo. Nos países em que não existam regulamentações ou exigências nacionais ou em que estas devam ser completadas, os responsáveis governamentais competentes podem designar ou adotar, no todo ou em parte, as presentes directrizes como base para a realização de ensaios clínicos.

As orientações destinam-se não só aos investigadores, mas também aos comités de análise ética, aos fabricantes de produtos farmacêuticos e a outros patrocinadores da investigação, bem como às autoridades reguladoras dos medicamentos.

Ao fornecerem uma base para a integridade científica e ética da investigação que envolve seres humanos e para a produção de observações válidas e documentação sólida dos resultados, estas orientações não só servem os interesses das partes ativamente envolvidas no processo de investigação, como também protegem os direitos e a segurança dos sujeitos, incluindo os doentes, e garantem que a investigação é orientada para o avanço dos objectivos de saúde pública.

As orientações destinam-se especificamente a ser aplicadas em todas as fases do desenvolvimento de um medicamento, antes e depois do registo e da comercialização do produto, mas são também aplicáveis, no todo ou em parte, à investigação biomédica em geral. Devem também servir de recurso para os redactores na determinação da aceitabilidade da investigação comunicada para publicação e, em particular, de qualquer estudo suscetível de influenciar a utilização ou as condições de registo de um produto farmacêutico. Por último, constituem uma ferramenta educativa que deve ser familiar a qualquer pessoa envolvida na investigação biomédica e, em particular, a todos os médicos recém-formados[5]. [5]

5 BOAS PRÁTICAS DE FABRICO

As Boas Práticas de Fabrico (BPF) são as práticas necessárias para cumprir as directrizes recomendadas pelas agências que controlam as autorizações e licenças para o fabrico e venda de produtos alimentares, medicamentos e produtos farmacêuticos activos. Estas directrizes definem os requisitos mínimos que um fabricante de produtos farmacêuticos ou alimentares deve cumprir para garantir que os produtos são de alta qualidade e não apresentam qualquer risco para o consumidor ou para o público.

O primeiro projeto de texto da OMS sobre Boas Práticas de Fabrico (BPF) foi preparado em 1967 por um grupo de consultores a pedido da Vigésima Assembleia Mundial de Saúde (resolução WHA20.34). O texto revisto foi analisado pelo Comité de Peritos da OMS sobre Especificações para Preparações Farmacêuticas em 1968 e publicado como anexo ao seu vigésimo segundo relatório. O texto foi depois reproduzido (com algumas revisões) em 1971 no suplemento à segunda edição da Farmacopeia Internacional.

Em 1969, quando a Assembleia Mundial de Saúde recomendou a primeira versão do Sistema de Certificação da OMS para a Qualidade dos Produtos Farmacêuticos que circulam no Comércio Internacional, através da Resolução WHA22.50, aceitou simultaneamente o texto das BPF como parte integrante do Sistema. As versões revistas do sistema de certificação e do texto das BPF foram adoptadas em 1975 pela Resolução WHA28.65. Desde então, o sistema de certificação foi alargado para incluir a certificação de :

- produtos veterinários administrados a animais destinados à produção de alimentos;

- matérias-primas destinadas a serem utilizadas em formas de dosagem, sempre que estejam sujeitas a controlo nos termos da legislação do Estado-Membro exportador e do Estado-Membro importador ;

- informações sobre segurança e eficácia

Em 1992, o projeto revisto de requisitos de BPF foi apresentado em três partes, das quais apenas as partes 1 e 2 são reproduzidas no presente documento (1). A secção intitulada "Gestão da Qualidade na Indústria Farmacêutica: Filosofia e Elementos Essenciais" apresenta os conceitos gerais de Garantia da Qualidade (GQ) e os principais componentes ou subsistemas das BPF, que são da responsabilidade conjunta da Direção Geral e da Direção de Produção e Controlo da Qualidade. Estes incluem a higiene, a validação, a auto-inspeção, o pessoal, as instalações, o equipamento, os materiais e a documentação.

"As boas práticas de produção e de controlo da qualidade fornecem orientações sobre as medidas a tomar separadamente pelo pessoal da produção e do controlo da qualidade para aplicar os princípios gerais da garantia da qualidade.

Os produtos farmacêuticos aprovados (autorização de introdução no mercado) só podem ser fabricados por fabricantes aprovados (titulares de uma autorização de fabrico) cujas actividades sejam regularmente inspeccionadas pelas autoridades nacionais competentes. Este guia de BPF é utilizado como norma para justificar o estatuto de BPF, que é um dos elementos do sistema de certificação da OMS sobre a qualidade dos produtos farmacêuticos que circulam no comércio internacional, através da avaliação dos pedidos de autorização de fabrico e como base para a inspeção das instalações de fabrico. Pode também ser utilizada como material de formação para inspectores de medicamentos do governo, bem como para o pessoal de produção, controlo de qualidade e garantia de qualidade na indústria.

O presente guia aplica-se às operações de fabrico de medicamentos nas suas formas acabadas, incluindo processos em grande escala em hospitais e a preparação de fornecimentos para utilização em ensaios clínicos. A equivalência de abordagens alternativas de GQ deve, no entanto, ser validada. O guia, no seu conjunto, não abrange os aspectos de segurança do pessoal envolvido no fabrico, nem a proteção ambiental: estes aspectos são normalmente regidos pela legislação nacional. Recentemente, foi também recomendado um novo conceito de análise de risco ligado à segurança da produção e do pessoal: o fabricante deve garantir a segurança dos trabalhadores e tomar as medidas necessárias para evitar a poluição do ambiente externo.

As directrizes de Boas Práticas de Fabrico fornecem orientações para o fabrico, testes e garantia de qualidade para assegurar que um alimento ou medicamento é adequado para consumo humano. Muitos países legislaram no sentido de os fabricantes de alimentos, produtos farmacêuticos e dispositivos médicos seguirem os procedimentos de BPF e criarem as suas próprias directrizes de BPF que correspondem à sua legislação.

Todas as directrizes seguem alguns princípios básicos:

- As instalações de fabrico devem manter uma área de fabrico limpa e higiénica.

- Condições ambientais controladas para evitar a contaminação cruzada de um produto alimentar ou de um medicamento por adulterantes susceptíveis de tornar o produto impróprio para consumo humano.

- Os processos de fabrico são claramente definidos e controlados. Todos os processos críticos são validados para garantir a consistência e a conformidade com as especificações.

- Os processos de fabrico são monitorizados e quaisquer alterações ao processo são avaliadas. As alterações que têm impacto na qualidade do medicamento são validadas, se necessário.

As instruções e os procedimentos são redigidos numa linguagem clara e inequívoca (Boas Práticas de Documentação).

- Os operadores são formados para executar e documentar os procedimentos.

A contaminação cruzada com alergénios principais não rotulados é evitada.

- Durante o fabrico, são efectuados registos, manualmente ou por meio de instrumentos, para demonstrar que todas as etapas exigidas pelos procedimentos e instruções definidos foram efetivamente seguidas e que a quantidade e a qualidade do género alimentício ou do medicamento corresponderam às expectativas. Os desvios são examinados e documentados.

- Os documentos relativos ao fabrico (incluindo a distribuição) que permitem reconstituir a história completa de um lote são conservados de forma compreensível e acessível.

- A distribuição de géneros alimentícios ou de medicamentos minimiza os riscos para a sua qualidade.

- Um sistema permite que qualquer lote seja retirado da venda ou do fornecimento.

- As queixas sobre os produtos comercializados são examinadas, as causas dos defeitos de qualidade são investigadas e são tomadas medidas adequadas em relação aos produtos defeituosos e para evitar a sua recorrência.

As práticas são recomendadas com o objetivo de salvaguardar a saúde dos consumidores e dos doentes e de produzir alimentos, medicamentos, dispositivos médicos ou produtos farmacêuticos activos de boa qualidade. Nos Estados Unidos, um alimento ou um medicamento pode ser considerado "adulterado" se tiver passado em todos os testes de especificação, mas se se verificar que foi fabricado numa instalação ou em condições que violam ou não cumprem as actuais Boas Directrizes de Fabrico. A conformidade com as BPF é, por conseguinte, obrigatória em todas as indústrias farmacêuticas e na maioria das indústrias alimentares.

As directrizes das BPF não são instruções prescritivas sobre como fabricar produtos. São um conjunto de princípios gerais que devem ser seguidos durante o fabrico. Quando uma empresa estabelece o seu programa de qualidade e o seu processo de fabrico, pode haver várias formas de cumprir os requisitos das BPF. Cabe à empresa determinar o processo de qualidade mais eficaz e eficiente.

A qualidade está incorporada no produto, e as BPF são o elemento mais essencial para garantir essa qualidade.

Directrizes

Nos Estados Unidos, as BPF são aplicadas pela Food and Drug Administration (FDA). Os regulamentos utilizam o termo "boas práticas de fabrico actuais" (cGMP) para descrever estas directrizes. Os tribunais podem, teoricamente, considerar que um produto é adulterado mesmo que não exista um requisito regulamentar específico que tenha sido violado, desde que o processo não tenha sido efectuado de acordo com as normas da indústria. Desde junho de 2010, aplica-se um conjunto diferente de requisitos de BPF a todos os fabricantes de suplementos alimentares.

A versão das BPF da Organização Mundial de Saúde (OMS) é utilizada pelas autoridades reguladoras farmacêuticas e pela indústria farmacêutica em mais de uma centena de países, principalmente nos países em desenvolvimento. As BPF da União Europeia (UE) aplicam requisitos semelhantes aos da OMS, tal como a versão da FDA nos Estados Unidos. São utilizadas BPF semelhantes noutros países, incluindo a Austrália, o Canadá, o Japão, a Arábia Saudita, Singapura, as Filipinas e o Vietname, que têm requisitos de BPF altamente desenvolvidos/sofisticados. No Reino Unido, o Medicines Act (1968) abrange a maioria dos aspectos das BPF no que é vulgarmente conhecido como "The Orange Guide", assim designado devido à cor da sua capa; é oficialmente conhecido como Rules and Guidance for Pharmaceutical Manufacturers and Distributors.

Desde a publicação, em 1999, das BPF para ingredientes farmacêuticos activos pela Conferência Internacional sobre Harmonização (CIH), as BPF aplicam-se agora nos países signatários da CIH e nos agrupamentos comerciais (UE, Japão e EUA), bem como noutros países (por exemplo, Austrália, Canadá e Singapura) que adoptam as directrizes da CIH para o fabrico e ensaio de matérias-primas activas.

O controlo da qualidade faz parte da garantia da qualidade, que assegura que os produtos são fabricados e controlados de forma consistente, de acordo com normas de qualidade adequadas à sua utilização prevista e em conformidade com a autorização de introdução no mercado ou a especificação do produto[8]. [8]

6 BOAS PRÁTICAS REGULAMENTARES

As directrizes de Boas Práticas Regulamentares (GRP) definem o papel e a posição do Departamento de Assuntos Regulamentares (RAD) na organização. Uma gestão adequada e eficaz do processo regulamentar é essencial para colocar um medicamento ou dispositivo médico no mercado e mantê-lo em conformidade com os requisitos legais, científicos, éticos e administrativos. É também fundamental para garantir que as actividades da empresa em questão cumprem as regulamentações locais e globais em termos de regulamentação oficial e empresarial. O envolvimento do GRP no conceito de Gestão da Qualidade Total (TQM) é essencial desde a fase inicial de desenvolvimento do produto e continua ao longo da vida do produto. Uma organização e métodos de trabalho eficientes para a DRA são essenciais para assegurar a adaptação e a eficiência face à mudança contínua e à complexidade crescente dos requisitos regulamentares, especialmente porque a DRA gere numerosas interfaces dentro de uma empresa farmacêutica. As competências da DRA em matéria de comunicação e de transmissão de informações a outros serviços constituem um parâmetro essencial para garantir o cumprimento das exigências regulamentares, o que implica, nomeadamente, aspectos de inteligência regulamentar. A implementação de boas práticas regulamentares contribui essencialmente para a avaliação contínua da qualidade total de todos os aspectos dos assuntos regulamentares e constitui a ligação essencial entre cada disciplina da gestão da qualidade total.

1. ACTIVIDADES

Dependendo da estrutura e da organização de cada empresa, as actividades da RAD começam com o desenvolvimento inicial dos medicamentos e continuam até ao lançamento do produto. Uma vez lançado o produto, a DRA está plenamente envolvida na manutenção da autorização de introdução no mercado (AIM) e nas actividades pós-comercialização.

1.1 Desenvolvimento de produtos

Os SAR devem estar envolvidos na criação e evolução de todos os aspectos dos planos de investigação e desenvolvimento e aconselhar os chefes de departamento e os gestores de projectos sobre os requisitos actuais e quaisquer alterações legais futuras que possam ter impacto no registo.

1.2 Novos registos

O SAR é responsável por propor a melhor estratégia de registo, tendo em conta os possíveis procedimentos de registo, o impacto dos direitos de propriedade intelectual, as particularidades do produto e o conteúdo científico das várias partes do dossiê.

1.3 Manutenção dos registos existentes

Todos os registos existentes devem ser cuidadosamente arquivados, mantidos e regularmente actualizados para refletir as normas e os conhecimentos actuais.

Variações e controlo de alterações: a gestão do controlo de alterações é um elemento importante do GRP. Estas alterações dizem respeito a dados ou especificações do produto, métodos de fabrico ou de análise, instalações ou fornecedores, bem como a extensões de gama, indicações adicionais, etc. Todas estas alterações devem ser comunicadas às autoridades reguladoras competentes, em conformidade com os requisitos legais dos países em causa. Todas estas alterações devem ser comunicadas às autoridades reguladoras competentes, em conformidade com os requisitos legais dos países em causa.

A DRA e o departamento de Garantia da Qualidade devem trabalhar em estreita colaboração em todos os aspectos das modificações e do controlo das alterações, a fim de responder atempadamente e de forma adequada às questões levantadas pelas autoridades competentes e de garantir o cumprimento da regulamentação.

1.4 Vigilância regulamentar

As RAE devem dispor de um sistema e, idealmente, de uma organização específica para garantir que todas as versões, quer aprovadas quer em forma de projeto para comentário, de regulamentos, orientações e documentos de discussão sejam acompanhadas sem demora.

Deve ser efectuada atempadamente uma análise sistemática da legislação mundial pertinente, das orientações, dos documentos de trabalho, dos códigos de conduta, etc., com dois objectivos em mente:

1. Os SAR devem interpretar o âmbito e as possíveis consequências dessa legislação e códigos e informar a organização em conformidade:

• Os SAR devem conhecer e manter actualizada toda a legislação e códigos de conduta ou orientações aplicáveis a nível mundial que possam ter impacto nas actividades da organização.

• A ARD é responsável pela interpretação, pela avaliação do impacto na carteira da empresa e, se for caso disso, pela decisão de aplicação. A cooperação estreita com os serviços competentes da empresa é de importância vital.

• A RAE deve informar, explicar e descrever o conteúdo dos regulamentos aos outros serviços interessados.

• A RAE deve também assegurar e coordenar as actividades necessárias decorrentes das alterações, a fim de garantir o cumprimento da regulamentação.

2. A RAS deve também comentar novos projectos de orientações/legislação e desempenhar um papel ativo na elaboração dos documentos regulamentares finais. Para o efeito, o SAR deverá, de

preferência, associar-se a associações farmacêuticas, a fim de representar as necessidades da indústria farmacêutica a um nível mais elevado.

Toda esta legislação e estes códigos devem ser preservados e tornados acessíveis.

2. PESSOAL

Deve haver pessoal suficiente a todos os níveis da organização com as capacidades, educação, formação, experiência e competências profissionais adequadas para desempenhar as tarefas que lhes são atribuídas.

Todo o pessoal deve receber formação regular sobre as tarefas que lhe são atribuídas. Esta formação deve ser verificada para garantir que todos os indivíduos possuem competências e conhecimentos suficientes sobre os procedimentos e políticas da organização.

Idealmente, todos os licenciados devem ter uma formação multidisciplinar, conhecimentos científicos, capacidades de comunicação e negociação, conhecimentos regulamentares, capacidade de planeamento e capacidade de trabalhar em equipa, organizar projectos multidimensionais e trabalhar de forma multidimensional.

3. PREÂMBULO

As instalações devem ser concebidas e mantidas em bom estado de conservação, de modo a proporcionar um espaço suficiente para as actividades realizadas, a permitir que as operações decorram de forma eficiente e a assegurar uma comunicação e supervisão eficazes.

As condições de trabalho físicas e não físicas (ergonomia, factores ambientais, stress, etc.) devem ser tais que influenciem positivamente a qualidade das actividades exercidas.

4. GARANTIA DE QUALIDADE

A ARD deve criar um bom sistema de gestão da qualidade para todas as actividades pelas quais é responsável.

4.1 Procedimentos

Os procedimentos devem ser documentados em procedimentos operacionais normalizados, autorizados pelo pessoal adequado e comunicados ao pessoal relevante. Devem ser facilmente acessíveis e regularmente verificados e actualizados.

Os procedimentos operacionais normalizados devem ser adaptados e/ou renovados em caso de normas novas ou alteradas.

Devem ser estabelecidos procedimentos operacionais normalizados sobre a forma de aplicar a legislação e os códigos pertinentes e as implicações para a política da organização.

4.2 Auto-inspeção

Os SAR devem efetuar auto-inspecções regulares, em cooperação com a GQ, para garantir o cumprimento da regulamentação pertinente por parte do pessoal a todos os níveis, para verificar o cumprimento dos procedimentos e, se necessário, para os adaptar à prática atual.

4.3 Formação

Deve ser criado um programa de formação inicial para os novos trabalhadores, a fim de garantir que estes compreendem e cumprem as regras.

Todo o pessoal do SAR deve receber regularmente formação sobre os procedimentos, para garantir que estes são compreendidos e, por conseguinte, seguidos. Cada novo procedimento ou atualização de um procedimento existente deve também dar origem a uma formação específica sobre as alterações que estão a ser implementadas, que pode também incluir formação em leitura.

5. DOCUMENTAÇÃO

Uma boa documentação é essencial para a organização no seu conjunto e para a ARD local em particular. Todos os documentos devem ser preparados com o maior cuidado e redigidos com clareza para evitar erros que podem resultar da comunicação oral.

Os documentos devem conter todas as informações necessárias à sua correcta utilização. O título, o tipo e os objectivos devem ser inequívocos e claramente indicados nos procedimentos operacionais normalizados.

Todos os documentos devem ser regularmente revistos e actualizados. As alterações devem ser datadas, autorizadas e assinadas pelo pessoal competente.

6. ARQUIVO

É obrigatório dispor de um bom sistema de arquivo. Deve constar de um procedimento que descreva, tanto para os documentos documentais como para os documentos electrónicos, o plano de arquivo, a gestão das diferentes versões, as respostas às perguntas das autoridades competentes, a rastreabilidade e as medidas tomadas para assegurar uma cópia de segurança regular.

7. COMUNICAÇÃO

Devido às actividades multidisciplinares pelas quais a DRA é responsável, é necessário manter relações estreitas com quase todos os outros departamentos (pré-clínico, médico, farmacovigilância, produção, controlo de qualidade, garantia de qualidade, marketing e vendas, etc.).

As competências em matéria de comunicação e transmissão de informações a outros serviços, às autoridades competentes e às associações profissionais são essenciais para o GRP em termos de cumprimento dos requisitos regulamentares, de lobbying, de negociação e de relações efectivas com organismos externos.[7]

CONTROLO ANALÍTICO DA QUALIDADE

O controlo da qualidade analítica, geralmente abreviado como CQA, refere-se ao conjunto de processos e procedimentos concebidos para garantir que os resultados das análises laboratoriais sejam consistentes, comparáveis, exactos e dentro dos limites de precisão especificados. Os constituintes apresentados ao laboratório de análises devem ser descritos com exatidão, a fim de evitar interpretações erradas, aproximações ou resultados incorrectos. Os dados qualitativos e quantitativos gerados pelo laboratório podem então ser utilizados para tomar decisões. No sentido químico, a análise quantitativa refere-se à medição da quantidade ou concentração de um elemento ou composto químico numa matriz que difere do elemento ou composto. Áreas como a indústria, a medicina e a polícia podem utilizar a AQA. Nos laboratórios, os processos de AQA são particularmente importantes nos laboratórios que analisam amostras ambientais, onde a concentração das espécies químicas presentes pode ser extremamente baixa e próxima do limite de deteção do método analítico. Em laboratórios bem geridos, os processos de AQA são integrados nas operações laboratoriais de rotina, muitas vezes através da introdução aleatória de padrões conhecidos no fluxo de amostras ou através da utilização de amostras com picos.

O controlo da qualidade começa com a recolha de amostras e termina com a comunicação dos dados. O controlo da qualidade é conseguido através do controlo do desempenho analítico pelo laboratório. O controlo inicial do sistema completo pode ser alcançado através da especificação dos serviços laboratoriais, instrumentação, material de vidro, reagentes, solventes e gases. No entanto, a avaliação diária do desempenho deve ser documentada para garantir a produção contínua de dados válidos. Em primeiro lugar, deve ser efectuada uma verificação para assegurar que os dados a visualizar são exactos e precisos. Em seguida, devem ser efectuados controlos diários sistemáticos, como a análise de brancos, padrões de calibração, amostras de controlo de qualidade e referências, para estabelecer a reprodutibilidade dos dados. Estes controlos certificam que a metodologia está a medir o que se encontra na amostra.

A qualidade dos esforços individuais de AQA pode variar em função da formação, do orgulho profissional e da importância de um determinado projeto para um determinado analista. A implementação de programas de garantia da qualidade pode aliviar a carga do analista que iniciou o esforço de AQA. A implementação de programas de garantia da qualidade estabelecidos e de rotina serve duas funções principais: determinação da qualidade e controlo da qualidade. Ao controlar a exatidão e a precisão dos resultados, o programa de garantia da qualidade deverá aumentar a confiança na fiabilidade dos resultados analíticos comunicados, permitindo assim a obtenção de uma AQA adequada.

Na indústria farmacêutica, a validação dos procedimentos analíticos é imperativa para demonstrar que uma substância medicamentosa é adequada para uma determinada utilização. As características de validação comuns incluem: exatidão, precisão (repetibilidade e precisão intermédia), especificidade, limite de deteção, limite de quantificação, linearidade, intervalo e robustez. Em casos como alterações na síntese da substância medicamentosa, alterações na composição do produto acabado e alterações no procedimento analítico, a revalidação é necessária para garantir o controlo da qualidade.

Todos os procedimentos analíticos devem ser validados. Os testes de identificação são realizados para garantir a identidade de uma substância a analisar numa amostra, comparando a amostra com um padrão de referência, utilizando métodos como o espetro, o comportamento cromatográfico e a reatividade química. O teste de impurezas pode ser um teste quantitativo ou um teste limite. Ambos os testes devem medir com exatidão a pureza da amostra. Os testes quantitativos da fração ativa ou de outros componentes de uma amostra podem ser realizados utilizando procedimentos de ensaio. Outros procedimentos analíticos, como os testes de dissolução ou a determinação do tamanho das partículas, podem também ter de ser validados e são igualmente importantes.

Estatísticas

Devido à relação complexa entre o método analítico, a concentração da amostra, os limites de deteção e a precisão do método, a gestão da AQA é efectuada utilizando uma abordagem estatística para determinar se os resultados obtidos se encontram dentro de um envelope estatístico aceitável.

Calibração interlaboratorial

Quando vários laboratórios estão a analisar amostras e a fornecer dados no âmbito de um grande programa de trabalho, como o programa de monitorização harmonizado no Reino Unido, a CQA também pode ser aplicada para validar um laboratório em relação a outro. Este processo é conhecido como calibração interlaboratorial. -][111]

7 RETROSPECTIVA DA LITERATURA

Horwitz W examinou os resultados de mais de 50 estudos interlaboratoriais realizados em colaboração pela AOAC em vários produtos para numerosos analitos, mostrando uma relação entre o coeficiente médio de variação (CV), expresso em potências de 2, e a concentração média medida, expressa em potências de 10, independentemente do método de determinação. Eis alguns valores típicos de CV: formulações de medicamentos a uma concentração de 1%, 2%; sulfonamidas em alimentos para animais a uma concentração de 0,01%, 4%; resíduos de pesticidas e elementos tóxicos, 10(-6)(1ppm), 16%; e aflatoxinas 10(-8)(10ppb), 32%[ ].[12]

Cwiek Ludwicka e os seus colegas estudaram, com base na literatura, os problemas relativos à garantia de qualidade intralaboratorial e interlaboratorial dos laboratórios analíticos. Foi dada especial atenção ao papel dos materiais de referência padrão (SRM) na análise de alimentos e nutrição e à participação em ensaios interlaboratoriais de proficiência. Foram também estudadas as listas de alguns produtores internacionais reconhecidos de materiais de referência certificados e de certos SRM para oligoelementos em alimentos e água.[13]

Matsuda R analisou o documento que descreve a garantia de qualidade das medições em análises químicas praticadas em testes alimentares no Japão. A qualidade exigida para uma medição é a confiança, mas o grau de confiança exigido depende da utilização prevista da medição. O reconhecimento do objetivo da medição é importante para a garantia da qualidade da medição. Uma vez determinada a qualidade exigida, a qualidade da medição é assegurada por vários meios de garantia da qualidade. Neste documento são apresentados documentos internacionais sobre garantia da qualidade da medição, bem como notificações nacionais aplicadas no Japão. Meios como a validação do método analítico.]⁻14

Gretchen Allison e colegas analisaram a literatura que avalia o atual ambiente regulamentar, os regulamentos e orientações relevantes e o seu impacto no fabrico contínuo. Resume a experiência regulamentar atual e a aprendizagem, tanto de uma perspetiva de revisão como de inspeção. Descreve os principais aspectos regulamentares, incluindo a descrição do processo de fabrico contínuo e a estratégia de controlo nos dossiers regulamentares, a validação do processo e os principais requisitos das Boas Práticas de Fabrico (BPF). - [11]5]

Sharadwata Pan e os seus colegas estudaram o sistema de qualidade dos produtos à base de plantas. Atualmente, a procura mundial de plantas medicinais está a aumentar. Os países em desenvolvimento dependem fortemente de medicamentos derivados de plantas para os seus cuidados de saúde primários. Uma das razões para isso é que os processos económicos são relativamente baratos e a utilização de plantas medicinais tradicionais não está sujeita à mesma governação rigorosa que a medicina moderna. Os países desenvolvidos impõem boas práticas de fabrico e medidas de controlo de qualidade rigorosas aos produtos farmacêuticos derivados de qualquer processo de fabrico, independentemente da matéria-prima primária. No entanto, vários factores impedem a aplicação generalizada de medicamentos tradicionais à base de plantas: a falta de implementação de uma garantia de qualidade eficaz no processo de fabrico, a falta de rastreabilidade na cadeia de abastecimento e o valor acrescentado associado, e a identificação ineficaz de espécies moleculares que afectam a eficácia terapêutica do produto final. Não existe uma relação avaliável, causal e prognóstica entre as matérias-primas, o processo de fabrico e a qualidade do produto final. Este artigo propõe algumas soluções que poderiam ser adoptadas pelo sector da saúde.

A indústria dos medicamentos à base de plantas precisa de ser reforçada para alargar o seu alcance global e manter a sua credibilidade. Isto implica principalmente a implementação de análises de risco e de pontos de controlo críticos no processo de fabrico e a utilização de tecnologia de análise de processos para garantir um desvio mínimo no processo de fabrico de produtos fitoterapêuticos[17]. [17]

Jukka Rantanen e Johannes Khinast identificaram uma necessidade urgente em todo o sector farmacêutico de soluções tecnológicas inovadoras e de trabalho científico fundamental para permitir a produção de produtos farmacêuticos altamente concebidos. O fabrico à escala comercial de sistemas complexos de administração de medicamentos (DDS) utilizando as tecnologias existentes constitui um desafio. Esta análise abrange elementos importantes da ciência do fabrico, começando pelas estratégias de gestão de riscos e pelas técnicas de conceção de experiências (DoE). As técnicas experimentais devem, sempre que possível, ser apoiadas por abordagens computacionais. A este respeito, as técnicas mais avançadas de modelização mecanicista de processos são descritas em pormenor. A implementação de ferramentas da ciência dos materiais abre caminho para o processamento molecular de futuros DDSs. É apresentada uma panorâmica de algumas das ferramentas existentes. Além disso, são discutidos princípios gerais de engenharia, abrangendo soluções de medição e controlo de processos. A parte final da revisão analisa as futuras soluções de fabrico, abrangendo o processamento contínuo e, em particular, o processamento por fusão a quente e as tecnologias baseadas na impressão. Por fim, são discutidos os desafios da implementação destas tecnologias nos futuros sistemas de saúde. [18]

C.J. Shishoo e colegas estudaram a atividade de eliminação de radicais livres de acetato de etilo, álcool e extractos aquosos de fruto de amla fresco, pó de amla liofilizado e Chyavanprash utilizando o método de ensaio DPPH. O pó de amla liofilizado e o fruto fresco de amla apresentaram uma atividade de eliminação muito boa em todos os extractos, comparável à da vitamina C. Os extractos alcoólico e aquoso de Chyavanprash apresentaram um nível de atividade muito baixo em comparação com o extrato de acetato de etilo. A atividade de eliminação do extrato de acetato de etilo de Chyavanprash é muito elevada (EC50 3,4 I%g/ml), comparável à da vitamina C pura (EC50 2,99 I%g/ml). As três amostras comerciais de Chyavanprash apresentaram uma atividade comparável, mesmo na ausência de vitamina C. Os resultados indicam que a atividade de eliminação de radicais livres do ensaio DPPH pode ser utilizada como um dos parâmetros de controlo de qualidade do Chyavanprash.[19]

Cullen DJ, & Bates DW estudaram o sistema de notificação de incidentes que não detecta acontecimentos adversos com medicamentos. O seu objetivo era 1) determinar a frequência com que os acontecimentos adversos com medicamentos resultam numa notificação de incidente (IR) em doentes internados; e 2) determinar se existem diferenças entre os administradores de garantia de qualidade, os enfermeiros de garantia de qualidade e o pessoal de enfermagem quanto à necessidade ou não de efetuar uma notificação de incidente para cada acontecimento adverso com medicamentos.[20]

John W. Parados e colegas analisaram que, durante mais de 70 anos, a acreditação proporcionou um controlo de qualidade do ensino da engenharia nos Estados Unidos, procurando assegurar que os diplomados dos programas acreditados estão preparados para o exercício da profissão. No entanto, na década de 1980, os critérios de acreditação tornaram-se cada vez mais prescritivos, impedindo o desenvolvimento de programas inovadores que reflectissem a evolução das necessidades da prática. Em resposta, a ABET (anteriormente Accreditation Board for Engineering and Technology) e os seus parceiros desenvolveram critérios revistos, os Critérios de

Engenharia 2000 (EC2000), que se centram nos resultados da aprendizagem, na avaliação e na melhoria contínua, em vez de especificações curriculares pormenorizadas. Estes critérios, juntamente com acordos internacionais entre organismos de acreditação em engenharia, facilitam a mobilidade de uma profissão cada vez mais globalizada. Para avaliar a utilidade dos novos critérios, a ABET encomendou um estudo plurianual sobre o impacto do EC2000 no ensino da engenharia nos Estados Unidos. Os resultados iniciais do estudo são encorajadores e, à medida que forem surgindo novos resultados, deverão contribuir para a melhoria contínua do próprio processo de acreditação. [21]

Neeraj Sood e colegas estudaram o efeito da regulamentação nas receitas farmacêuticas. Descrevem a regulamentação farmacêutica em dezanove países desenvolvidos entre 1992 e 2004 e analisam o impacto de diferentes regulamentações nas receitas farmacêuticas. Em primeiro lugar, a tendência é para o aumento da regulamentação. Em segundo lugar, a maioria dos regulamentos reduz significativamente as receitas farmacêuticas. Em terceiro lugar, desde 1994, a maioria dos países que introduziram novas regulamentações já dispunha de alguma regulamentação. Verificamos que este tipo de regulamentação adicional tem menos impacto nos custos. No entanto, a introdução de novas regulamentações num mercado largamente não regulamentado, como os EUA, poderia reduzir significativamente as receitas farmacêuticas. Por último, mostramos que os efeitos de redução de custos dos controlos de preços aumentam com a duração da sua aplicação. [22]

Mustafa V. Os gestores de todo o mundo estão a assistir à disseminação de normas para avaliar as práticas de gestão. Exemplos recentes incluem a International Organization for Standardization (ISO) 9000, as US Federal Sentencing Guidelines, os recentes regulamentos da Occupational

Safety and Health Administration (OSHA), as normas de gestão ambiental e a estrutura de controlo interno do Committee of Sponsoring Organizations of the Treadway Commission (COSO). Estas meta-normas representam uma nova tecnologia de gestão que, pela primeira vez na história, poderá trazer uma normalização significativa às práticas gerais de gestão.[23]

O estudo de J.W. Calixto destaca os actuais avanços nos conhecimentos sobre a segurança, a eficácia, o controlo de qualidade, a comercialização e os aspectos regulamentares dos medicamentos botânicos. Os agentes fitoterapêuticos são preparações padronizadas à base de plantas que consistem em misturas complexas de uma ou mais plantas que contêm partes de plantas ou material vegetal no seu estado bruto ou transformado como ingredientes activos. O mercado mundial de agentes fitoterapêuticos registou um crescimento significativo nos últimos 15 anos. Só nos mercados europeu e americano, atingirá cerca de 7 mil milhões de dólares e 5 mil milhões de dólares por ano, respetivamente, em 1999, tendo por isso atraído o interesse da maioria das grandes empresas farmacêuticas. Relativamente à maioria das plantas, não existem dados suficientes para garantir a sua qualidade, eficácia e segurança. A ideia de que os medicamentos à base de plantas são seguros e não têm efeitos secundários é falsa. As plantas contêm centenas de componentes, alguns dos quais são altamente tóxicos, como os medicamentos anticancerígenos mais citotóxicos derivados de plantas, os digitalis e os alcalóides pirrolizidínicos. No entanto, os efeitos adversos dos agentes fitoterapêuticos são menos frequentes do que os dos fármacos sintéticos, mas ensaios clínicos bem controlados confirmaram agora a existência desses efeitos. Existem atualmente vários modelos regulamentares para os medicamentos à base de plantas, incluindo medicamentos sujeitos a receita médica, substâncias de venda livre, medicamentos tradicionais e suplementos alimentares. É necessário harmonizar e melhorar os processos de regulamentação, e a tendência geral é perpetuar a experiência da

Comissão E alemã, que combina estudos científicos com conhecimentos tradicionais (monografias). Por último, a tendência para a domesticação, a produção, os estudos biotecnológicos e o melhoramento genético das plantas medicinais, em vez de se utilizarem plantas colhidas na natureza, trará grandes vantagens, uma vez que será possível obter matérias-primas uniformes e de elevada qualidade, fundamentais para a eficácia e a segurança dos medicamentos à base de plantas.[24]

8 ORIENTAÇÕES

De um modo geral, foram identificados dois temas de investigação nos artigos estudados na literatura

Estes incluem

-Directrizes para a qualidade dos produtos farmacêuticos.

-Práticas gerais recentemente aplicadas nas indústrias farmacêuticas.

1. Directrizes para a qualidade dos produtos farmacêuticos

As directrizes mais importantes, amplamente aplicadas na indústria farmacêutica, são as seguintes:

1.1. Directrizes da OMS

A OMS publicou um manual sobre as BPF em particular, intitulado: Garantia de qualidade dos produtos farmacêuticos, um compêndio de orientações e materiais conexos, Volume 2: boas práticas de fabrico e inspeção (Garantia de qualidade dos produtos farmacêuticos, 2004).

Está dividido em 4 capítulos:

Capítulo 1: BPF da OMS: princípios fundamentais para os produtos farmacêuticos.

Capítulo 2: Boas práticas de fabrico: matérias-primas.

Capítulo 3: Boas práticas de fabrico: produtos farmacêuticos específicos.

Capítulo 4: Inspeção.

1.2. Directrizes da FDA

Os fabricantes de produtos farmacêuticos estão apenas a começar a compreender e a aplicar as cGMPs da FDA para o século XXI: uma abordagem baseada no risco; a iniciativa delineia medidas imediatas, a curto e a longo prazo que a FDA espera que demorem dois anos a implementar.

1.3. Orientações da UE

Os volumes 1 e 5 da publicação "As regras que regem os medicamentos na União Europeia" reúnem os elementos essenciais da legislação da União Europeia no sector farmacêutico.

2. Práticas gerais recentemente aplicadas nas indústrias farmacêuticas.

2.1. Gestão do risco de qualidade

A gestão dos riscos para a qualidade é definida como um método de avaliação, controlo, comunicação e revisão dos riscos para a qualidade do medicamento ao longo de todo o ciclo de vida do produto, podendo as decisões ser tomadas em qualquer ponto do processo.

2.2. Qualidade desde a conceção

Baseado na norma ICH Q8, que aborda o desenvolvimento farmacêutico, visando a qualidade da conceção dos ingredientes, da formulação e do processo de fabrico para obter o desempenho pretendido do produto. O espaço de conceção é apresentado pelo requerente e está sujeito a avaliação e aprovação regulamentares.

2.3. Acções correctivas e preventivas

As não-conformidades do SGQ e outras deficiências do sistema, incluindo as não-conformidades legais, devem ser analisadas para detetar padrões ou tendências. A identificação de tendências permite ao fabricante antecipar e prevenir problemas futuros.

2.4. Tecnologias de análise de processos

As Tecnologias Analíticas de Processo (PAT) desempenham um papel fundamental na implementação da "qualidade desde a conceção" e da ciência do fabrico. O principal objetivo das PAT é compreender e controlar o processo de fabrico através da aplicação de métodos integrados de análise química, física, microbiológica, matemática e de risco. A PAT tem sido aplicada há muitos anos em indústrias não farmacêuticas, poupando dinheiro e melhorando a eficiência do fabrico.

2.5. Gestão da qualidade total

A gestão da qualidade total é amplamente reconhecida como uma forma de melhorar a qualidade e outros desempenhos, como a produtividade, o lucro, a quota de mercado e a vantagem competitiva em organizações de diferentes tipos.

2.6. Série ISO

Série ISO 9000: A norma ISO 9000 diz respeito à "gestão da qualidade". Esta refere-se ao que uma organização faz para aumentar a satisfação do cliente, cumprindo os requisitos regulamentares e do cliente e melhorando continuamente o seu desempenho.

9 CONCLUSÃO

A indústria farmacêutica deve seguir todas as directrizes necessárias ao seu funcionamento. Desde o fabrico até à comercialização, o produto farmacêutico deve passar por vários testes para fornecer um produto seguro e eficaz aos consumidores. O projeto centra-se na análise das diferentes directrizes que devem ser seguidas pelas indústrias farmacêuticas, nomeadamente as Boas Práticas de Fabrico (BPF), as Boas Práticas de Laboratório (BPL), as Boas Práticas Clínicas (BPC) e as Boas Práticas Regulamentares (BPR), que são necessárias desde o desenvolvimento do medicamento, o fabrico do medicamento até à sua comercialização. Foi analisado o papel da garantia da qualidade. A sua função consiste em operar em diferentes sectores da indústria para verificar e analisar se as tarefas estão a ser realizadas em conformidade com as orientações definidas pela regulamentação nacional e internacional. Verificou-se que existe um grande número de documentos e artigos que explicam as directrizes e as práticas gerais, mas a literatura carece de documentos que descrevam a aplicação, de estudos de casos de fábricas farmacêuticas que aplicam estas directrizes e do significado destas directrizes e práticas.

BIBLIOGRAFIA

1. Anjaneyulu Y e Marayya R, "Textbook of Quality Assurance and Quality Management in Pharmaceutical Industry" publicado pela PharmaMed Press.

2. N.K. Jain, A textbook of Forensic Pharmacy, editado por Vallabh Prakashan, oitava edição totalmente revista.

3. Thomas M. Jacobsen e Albert I. Wertheimer, "Modern Pharmaceutical Industry-A Primer" publicado por Jones and Bartlett Publishers, primeira edição indiana.

4. Manual de Boas Práticas de Laboratório "Práticas de qualidade para investigação e desenvolvimento não clínicos regulamentados" Publicado pela Organização Mundial de Saúde, segunda edição

5. "Good Clinical Practice (GCP) Guidelines for Trials of Pharmaceuticals", da Organização Mundial de Saúde, WHO Technical Report Series, No. 850, 1995, Anexo 3.

6. "WHO Good Manufacturing Practice for Pharmaceuticals", publicado na Série de Relatórios Técnicos da OMS, n.º 961, 2011, Anexo 3.

7. http://eipg.eu/wp-content/uploads/2013/07/eipg-guide-to-grp.pdf

8. https://en.wikipedia.org/wiki/Good_manufacturing_practice

9. https://en.wikipedia.org/wiki/Good_clinical_practice

10. https://en.wikipedia.org/wiki/Good_laboratory_practice

11. https://en.wikipedia.org/wiki/Analytical controlo de qualidade

12. Horwitz W , Kamps LR , Boyer KW " Quality Assurance in the analysis of foods and trace constituents" Publicado no Journal- Association of Official Analytical Chemistry [1980, 63(6):1344-1354].

13. Cwiek-Ludwicka K "Garantia de qualidade para laboratórios de análises" Publicado em Roczniki Panstwowego zakladu Higieny [1993,44(2-3):123-132].

14. Matsuda R "Quality Assurance of the chemical analysis measurements of foods" Publicado em kokuritsu Iyakuhin Shokuhin Eisei Kenkyujo Hokoku, Boletim do Instituto Nacional de Ciências da Saúde [2012(130): 21-30].

15. Gretchen Allison, Yanxi Tan Cain et al "Regulatory and Quality Considerations for Continuous manufacturing" Publicado no Journal of Pharmaceutical Sciences [Volume 104, Edição 3 páginas 803-812, março de 2015].

16. Frederick G. Vogt and Alireza S. Kord "Development of quality-by-design analytical methods" Publicado no Journal of Pharmaceutical Sciences [Volume 100, Edição 3, páginas 797-812, março de 2011].

17. Sharadwata Pan., Abhishek Neeraj et al "A Proposal for a Quality System for Herbal Products" Publicado no Journal of Pharmaceutical Sciences" [Volume 102, Issue 12, páginas 4230-4241, dezembro de 2013]

18. Jukka Rantanen e Johannes Khinast "The Future of Pharmaceutical Manufacturing Sciences" Publicado no Journal of Pharmaceutical Sciences [Volume 104, Número 11, páginas 3612-3638, novembro de 2015].

19. C. J Shishoo, S. A Shah, I. S Rathod, S. G Patel "Quality Assurance Of Chyavanprash Through Determination Of Free Radical Scavenging Activity" Publicado no Indian Journal of Pharmaceutical Sciences [Ano: 1998 Volume: 60 Edição: 3 Página: 179-181].

20. Cullen DJ , Bates DW etall "The incident reporting system does not detect adverse drug events: a problem for quality improvement" Publicado no The Joint Commission Journal on Quality Improvement [1995, 21(10):541-548].

21. John W. Prados et al "Quality Assurance of Engineering Education through Accreditation: The Impact of Engineering Criteria 2000 and Its Global Influence" publicado no Journal of Engineering Education [Volume 94, Issue 1, páginas 165-184, janeiro de 2005].

22. Neeraj Sood, Han de Vries et al "The Effect Of Regulation On Pharmaceutical Revenues: Experience In Nineteen Countries" Publicado na Health Affairs [Volume 35, N.º 3, março de

2016]

23. Mustafa V. Uzumeri "ISO 9000 e outras meta-normas: Princípios para a prática da gestão?" Publicado em Academy of Management Perspectives [1 de fevereiro de 1997 vol. 11 no. 1 21-36

]

24. J.B. Calixto "Eficácia, segurança, controlo de qualidade, comercialização e orientações regulamentares para os produtos naturais de saúde".
medicamentos à base de plantas (fitoterápicos)". Publicado no Brazilian Journal of Medical and Biological Research [fevereiro de 2000, volume 33(2) 179-189

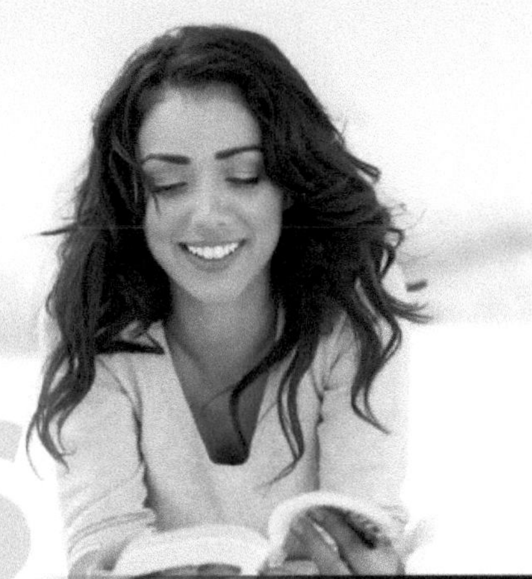

More Books!

Buy your books fast and straightforward online - at one of world's fastest growing online book stores! Environmentally sound due to Print-on-Demand technologies.

Buy your books online at
www.morebooks.shop

Compre os seus livros mais rápido e diretamente na internet, em uma das livrarias on-line com o maior crescimento no mundo! Produção que protege o meio ambiente através das tecnologias de impressão sob demanda.

Compre os seus livros on-line em
www.morebooks.shop

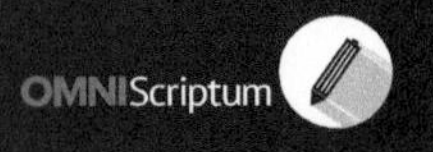

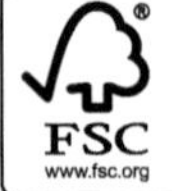

Printed by Books on Demand GmbH, Norderstedt / Germany